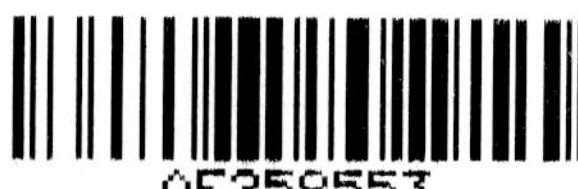
AF258553

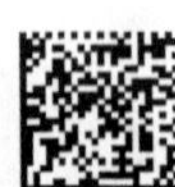
www.ingramcontent.com/pod-product-compliance
Lightning Source LLC
Chambersburg PA
CBHW051502050726
47593CB00005B/2189
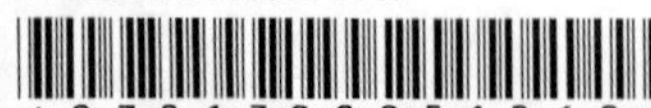